OBSERVATIONS

SUR

L'OPHTHALMOLOGIE

PAR M. GUERNIER,

Médecin de la Faculté de Paris, Bachelier ès lettres et ès sciences, Chirurgien-Oculiste,

A RYES, PRÈS BAYEUX.

BAYEUX,

IMPRIMERIE DE LÉON NICOLLE, RUE SAINT-JEAN.

1843

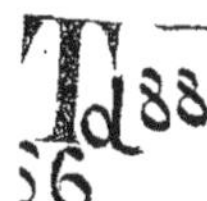

OBSERVATIONS

SUR

L'OPHTHALMOLOGIE

PAR M. GUERNIER,

**Médecin de la Faculté de Paris, Bachelier ès lettres et ès sciences,
Chirurgien-Oculiste,**

A RYES, PRÈS BAYEUX.

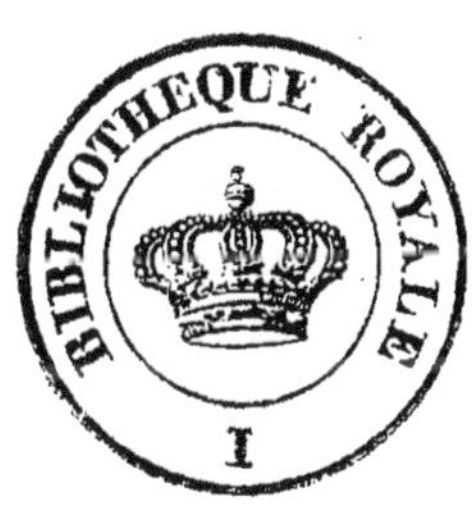

BAYEUX,
IMPRIMERIE DE LÉON NICOLLE, RUE SAINT-JEAN.

—

1843

OBSERVATIONS

SUR

L'OPHTHALMOLOGIE.

L'enseignement spécial de l'Ophthalmologie étant répandu aujourd'hui dans toutes les facultés de France, il est peu de jeunes médecins qui ne soient à même de s'instruire sur les maladies nombreuses qui affectent les yeux, organe si sensible et si précieux à l'homme intellectuel, social et industriel.

Malgré cette ressource, peu de médecins s'occupent de thérapeutique oculaire, naguère si banalé et aujourd'hui si féconde en résultats. La médecine ne doit pourtant pas repousser en marâtre un de ses enfants les plus dignes de son affection; et si cette partie de l'art de guérir, plus difficile et plus délicate que les autres, offre moins de chances de réputation et de fortune, elle offre en revanche des consolations aux médecins dévoués, qui sacrifient leurs veilles et leurs travaux pour rendre aux malheureux aveugles le bonheur immense de revoir la lumière, une épouse, des enfants, des amis!...

Parmi tant de célébrités et de talents éminents dont s'honore le département du Calvados, personne ne s'occupe spécialement des maladies des yeux; et les malheureux aveugles sont obligés d'attendre des étrangers (qui, tous les ans, viennent passer quelques jours seulement), et en outre de payer énormément cher une opération faite à la hâte, et qui souvent n'empêchera pas un départ prématuré.

Ayant l'intention d'être utile à nos semblables et d'éviter qu'on paie outre mesure un service, grand il est vrai, (la reddition de la vue), nous avons résolu de mettre fin à ces inconvénients, après avoir exercé pendant douze ans, dans l'arrondissement de Bayeux, l'art de l'oculiste, auquel nous nous étions adonné avec persévérance à l'hospice de l'école à Paris, tout en remplissant les fonctions d'interne à cet hôpital, dirigé alors par les célèbres professeurs Velpeau, Cloquet et Roux.

Particulièrement occupé depuis notre séjour en Normandie des maladies des yeux, nous avions senti combien il était fâcheux que les individus affectés de maladies graves de l'œil, telles que cataractes, amauroses, etc., etc., fussent obligés d'attendre la consultation d'un étranger qui arrive quelquefois quand le mal est sans remède! En effet, tous les médecins savent qu'une inflammation intense peut, par un retard de quelques jours, conduire à une cécité complète, tandis que cette même inflammation, attaquée dès l'origine, peut disparaître sans laisser de traces. Cette considération et un goût prononcé pour la spécialité nous ont déterminé à établir des rapports avec la ville. Pour tous nos lecteurs, et pour MM. les médecins surtout, avec lesquels nous voulons conserver une véritable intimité, nous devons déclarer nos opinions sur l'oculistique.

1° Beaucoup de maladies des yeux se guérissent sans opération, tandis que la plupart des oculistes voyageurs veulent les guérir toutes, ou presque toutes, avec son secours, chose facile à concevoir ! En effet, par ce moyen, on acquiert plus de profit et de célébrité. Comme tous nos confrères, nous avons vu opérer des malades qui par le secours d'un collyre, et d'autres moyens appropriés, auraient été parfaitement guéris. Cette conviction est basée sur ce que d'autres malades ayant refusé l'opération ont obtenu plein succès du collyre, etc.

La cataracte, lorsqu'elle est simple, est une des maladies les moins fâcheuses, bien qu'en général la plus redoutée, et pourtant c'est celle qui doit effrayer le moins le malade et l'oculiste.

Il y a plusieurs espèces de cataractes, et pour rester à la portée de tous nos lecteurs, nous les diviserons en cataracte naissante et cataracte formée. C'est dans le premier cas surtout que le besoin d'un oculiste se fait sentir davantage ; car des soins prompts, et jugulant l'inflammation, font avorter la cataracte ; tandis que quelques jours de retard seulement ne laissent plus que la ressource de l'opération, pour laquelle plusieurs méthodes nous sont offertes. Deux procédés opératoires sont en vigueur aujourd'hui, l'extraction et l'abaissement. Quelques lignes feront peut-être accorder la préférence au dernier.

L'extraction exige (au moyen du couteau de Richler ou de Wenzel) une large ouverture de la cornée transparente. L'œil jusqu'à la cicatrisation de l'incision de la cornée est continuellement exposé à se vider, et par cela même à devenir incapable d'exercer les fonctions auxquelles il est appelé. Puis, en outre, le malade est condamné à rester au lit pendant vingt à trente jours, et sans faire le moindre mouvement ; sans cela il s'exposerait à perdre le fruit de son opération. Il est aussi condamné à une diète sévère et quelquefois très fatigante. Il n'a la liberté de se tourner ni d'un côté ni de l'autre. Heureusement l'expérience a fait justice de ce mode opératoire routinier, et les docteurs Weller, Sichel, Caron du Villard et autres oculistes distingués ont donné la préférence à l'abaissement, qui se réduit à une simple ponction de l'œil, fait à peine le mal d'une saignée et permet au malade de se tourner impunément dans son lit, de s'y asseoir, enfin de pouvoir presque se suffire, et tout cela pour ainsi dire sans inconvénient aucun. Que peut-il arriver en effet?... L'œil ne peut se vider par la petite piqure faite par l'aiguille de Scarpa ou de Dupuytren, et si l'opération n'obtient pas tout le succès désiré, l'on peut y revenir, avantage que n'offre pas la méthode par extraction; et nous connaissons un docteur, jadis élève à Paris, dont le même œil a été trois fois opéré par Dupuytren avant de parvenir à un succès complet. L'extraction peut toujours être remplacée avantageusement par la méthode de broiement et d'abaissement. D'ailleurs au lieu de vingt jours de lit (souvent plus) et de beaucoup d'autres précautions que réclame la méthode par extraction, le malade, opéré par abaissement peut toujours, ou presque toujours, circuler dans sa chambre ou bout de quatre ou cinq jours, et commencer à jouir des bienfaits de son opération. Est-il donné à tout individu de rester impunément au lit vingt jours et plus sans bouger?... Ayons donc le courage de rejeter une opération reconnue nécessaire dans quelques cas exceptionnels seulement, et établissons un parallèle capable, nous l'espérons, de faire adopter notre opinion aux plus récalcitrants!...

Dans l'opération de la cataracte:

PAR EXTRACTION,	PAR BROIEMENT ET ABAISSEMENT,
1° Le malade doit garder le lit pendant vingt ou vingt-cinq jours au moins.	1° le malade garde le lit quatre ou cinq jours et souvent moins.

2° Le malade doit se livrer au repos le plus complet pendant tout ce temps, être constamment couché sur le dos et la tête peu ou pas élevée.	2° Le malade se livre au repos le plus complet pendant trois heures, après lesquelles il a la faculté de se tourner à droite ou à gauche et de se coucher à son aise!
3° La diète la plus sévère est de rigueur, et l'on ingère au malade (sans qu'il lui soit permis de remuer), quelques cuillerées de tisane ou de bouillon léger; sans cette rigide précaution, l'œil est exposé à se vider et par conséquent à être perdu sans ressource.	3° La diète, quoique nécessaire dans des cas assez rares, n'empêche pas le malade de prendre quelque potage. Le lendemain de son opération, il peut se les faire manger lui-même, s'asseoir dans son lit, et tout cela sans que l'œil se vide. Remarquez, en outre, que le sucès de l'opération est plus assuré bien que le traitement soit beaucoup moins pénible pour le patient.
4° L'inflammation est toujours fort à craindre et souvent elle compromet l'œil, le malade et la méthode.	4° L inflammation est presque toujours nulle, et si elle se développe elle ne compromet jamais rien.
5° L'opération par extraction est douloureuse et effrayante.	5° C'est à peine si l'on sent l'opération par abaissement.

Nous osons nous flatter que les cas de cataracte (les seuls à peu près qui réclament une opération sérieuse), deviendront moins fréquents, grâce à des soins éclairés et administrés en temps opportun; puisque, si l'on veut, on ne sera plus obligé, à l'avenir, d'attendre des oculistes étrangers.

La cataracte naissante est susceptible de résolution; c'est quand elle est le résultat d'une inflammation du cristallin ou de sa capsule, ce qui donne déjà deux espèces de cataracte (*cataracte lenticulaire* ou *capsulaire* selon que le cristallin seul est opaque ou seulement sa capsule). La cataracte, dis-je, peut être guérie dans les premiers jours de son invasion; mais c'est ici, plus que jamais, le cas d'être fidèle à ce précepte : *Principiis obsta*. Peut-être beaucoup de cataractes se forment-elles par ce qu'on n'a connu leur présence que lorsqu'il était trop tard pour y apporter remède. Il faut une grande habitude pour reconnaître un léger trouble dans la transparence du cristallin ou de sa membrane. Il faut, en outre, à l'observateur des yeux bien pénétrants et expérimentés pour ces sortes de recherches. Quant à la cataracte par débilité, par défaut de nutrition (en général le partage de la vieillesse), les symptômes en sont plus aisés à reconnaître; mais la cure en est plus difficile, et l'on doit s'estimer heureux, si l'on parvient à en arrêter assez la marche, pour qu'il soit permis à sa victime de se conduire et de conserver assez de lumière pour jouir du bonheur de voir et de vaquer à ses occupations, jusqu'à ce que le temps opportun pour l'opération soit arrivé. Mais quand doit-on faire cette opération?... Ici les avis sont partagés, et voici le fruit de nos observations. On ne doit pas opérer un malade tant qu'il conserve la vue nécessaire pour se conduire; mais dès qu'il perd complètement l'usage d'un œil, souvent il ne voit plus à se conduire (l'autre œil étant déjà malade, quoique moins avancé), alors on doit l'opérer. Voici pourquoi : lorsqu'un œil ne fonctionne plus, c'est un organe inutile qu'il faut tâcher de rétablir. Nous savons qu'une foule d'objections peuvent nous être faites; mais écoutez et laissez-nous continuer... A quoi peut jamais servir un œil affecté de cataracte à l'état de maturité? à rien, absolument à rien... A quoi donc est exposé le malade?... quelle chance défavorable court-il?... Aucune : l'opération dût-elle ne pas réussir, il se trouverait dans la même condition qu'auparavant. Mais, d'ailleurs, on peut garantir que l'œil fonctionnera parfaitement, et que le malade se trouvera dans un état d'autant plus préférable, que l'œil le premier atteint, opéré à temps, se rétablit, et qu'on arrête le mal dans le second œil postérieurement affecté. En général, on craint trop de faire de bonne heure l'opération. La cataracte est mûre quand l'opacité du cristallin ou de sa capsule empêche les rayons lumineux d'arriver jusqu'à la rétine. En d'autres termes, une cataracte est mûre quand l'œil qui est affecté ne fonctionne plus. Opérez alors, et vous n'aurez que des chances favorables!... L'œil sera rétabli, et celui du côté opposé ne pourra qu'y gagner. S'il n'en est pas toujours ainsi, il y a, dans tous les cas, avantage pour le malade.

Supposez que la seconde cataracte ne soit pas arrêtée dans sa marche ; déjà votre malade a un œil capable de fonctionner, et, plus tard, il peut réclamer pour le deuxième œil l'opération qui, sur le premier, a déjà obtenu le succès le plus complet ; et tout cela, remarquez-le, avec quatre ou cinq jours de lit! Combien donc, pour tous ceux qui voudront réfléchir, cette méthode n'offre-t-elle pas d'avantages?... Quel est l'homme prudent, en effet, qui voudrait exposer d'une seule fois sa fortune tout entière? Aucun opérateur ne peut compter que des succès, chacun a ses revers, qui pourtant sont plus ou moins nombreux. En général, ils dépendent de la manière d'opérer, des instruments que l'on emploie, du discernement avec lequel on juge l'opération nécessaire et le moment opportun de la faire.

Beaucoup d'oculistes ne veulent opérer que lorsque le malade est complètement aveugle et que les cataractes sont mûres! Voici quelques réflexions à ce sujet, que nous soumettons au corps médical savant de la ville que nous habitons aujourd'hui. Est-il nécessaire d'attendre qu'un malade soit aveugle pour l'opérer? Non, sans doute, si un œil a perdu la faculté de voir, tandis que la cataracte n'est pas encore mûre dans l'autre, on doit rétablir cette faculté, par l'opération, dans l'œil qui ne sert plus, et rendre au malade un œil qui, par sympathie, exercera une influence heureuse sur l'autre. L'état de celui-ci s'améliorera toujours, au lieu de s'aggraver, comme on le pense généralement. Puis, si par la suite, le deuxième œil devient impropre à la vision, on peut l'opérer à son tour, et rendre au malade deux yeux qui fonctionneront à merveille; et cela, faites-y bien attention, sans jamais compromettre la santé, sans faire souffrir, pour ainsi dire... Nous avons opéré des malades, dans l'espace d'une demi-minute, qui s'apercevaient à peine qu'on touchât à leur œil. En opérant celui dont la cataracte est mûre, la cataracte de l'autre, si elle ne fait que commencer, peut avorter complètement. Si, au contraire, elle est déjà trop avancée, elle est toujours retardée dans sa marche, l'œil opéré fonctionne bien, on pourra toujours opérer la deuxième cataracte quand on le voudra, et, par ce moyen, le malade ne sera que momentanément borgne, au lieu d'être aveugle pendant peut-être plusieurs années, pour attendre la prétendue maturité de ses cataractes.

Voici le mode de procéder du célèbre professeur Dupuytren, homme rempli de tact et de prudence. Nous l'avons employé avec succès dans les cas suivants; ce sont donc plutôt ses idées que les nôtres que nous avons l'honneur de soumettre au corps médical.

Première observation de cataracte par abaissement.

Marie Lamarre, couturière à Port-en-Bessin, était complètement aveugle depuis plusieurs années, lorsqu'elle nous fut présentée pour réclamer de nous l'opération qui lui avait été impitoyablement refusée par un oculiste voyageur, auquel elle ne pouvait payer 300 fr. qu'il exigeait. La position de cette malheureuse nous inspira de l'intérêt, et nous lui proposâmes une opération gratuite, qui fut acceptée avec beaucoup de reconnaissance. Nous l'opérâmes par scléroticonyxis, d'abord d'un œil, six mois après, nous opérâmes le second; aujourd'hui, avec le secours de lunettes, elle aperçoit une des premières les bateaux pêcheurs revenant sur la mer, et s'occupe tous les jours de son état de couturière.

En raison de l'affection rhumatismale qui depuis longtemps tourmente cette malade et la force de changer à chaque instant de position dans son lit, l'opération par extraction eût certainement échoué, et il est probable que ce motif avait dicté le refus de l'opérateur consulté avant nous.

Deuxième observation.

Mme Le Nourichel, marchande, rue St-Jean, à Bayeux, vint nous trouver chez une autre malade que nous avions opérée quelques jours auparavant. Nous parlant de sa santé chétive et usée, elle nous demanda si nous la croyions en état de supporter l'opération. Sur notre réponse affirmative, le jour fut fixé. Nous opérâmes un œil seulement à cause de l'âge avancé de la malade, puis aussi à cause de sa grande susceptibilité nerveuse et de sa santé délicate. La malade étant entourée de sa famille et d'un médecin de ses amis, nous procédâmes, aidé de ce dernier, à l'opération par abaissement, sur un œil seulement. La malade sentit à peine l'opération ; elle distingua immédiatement les objets qu'on lui présenta, la pupille ayant paru nette et noire ; et malgré la pleurésie dont la malade fut atteinte le lendemain, et pour laquelle nous lui conseillâmes de voir son médecin accoutumé, M. Eudes, l'opération a eu le succès le plus complet. Il est plus que probable que dans ce cas encore l'opération par extraction eût complètement échoué! La malade, malgré sa pleurésie, voit assez bien pour pouvoir tous les jours vaquer à son commerce. Un seul œil a été opéré cependant, mais à l'âge de la malade, il la conduira parfaitement à la fin de sa carrière.

Troisième observation.

La femme Le Comte, de Tour, près Bayeux, nous fit appeler. Deux ans auparavant, un oculiste voyageur avait opéré un de ses yeux par extraction. Lorsque nous vîmes cet œil, il fonctionnait mal, quoique la pupille fût nette et noire. Nous proposâmes à notre malade l'opération par *scléroticonyxis*, lui en faisant ressortir les avantages et lui promettant de la faire voir des deux yeux, par cette nouvelle opération. Ce fut promptement accepté et promptement exécuté. L'opération eut le succès le plus complet... A notre dernière visite, la malade voyait très bien des deux yeux, mieux cependant du dernier opéré; mais enfin, elle était contente de sa nouvelle position.

Nous l'avions pour ainsi dire oubliée quand, près de trois mois après notre opération, elle vint nous prier d'examiner son œil dans lequel, d'après elle, existait un petit fil qui empêchait la netteté de la vision. En effet, une petite partie de la capsule devenue opaque, flottait au-devant de la pupille, dans la chambre postérieure.

A l'aide d'une aiguille de Dupuytren, nous procédâmes, de suite, au déplacement de ce petit filet membraneux, opération qui dura quelques secondes. Un léger appareil monocle fut placé et la malade s'en retourna chez elle, à une distance de quinze à dix-huit kilomètres. Les deux yeux ont continué de fonctionner à merveille!... L'extraction peut-elle jamais offrir une ressource semblable? Il le faudrait puisqu'elle offre les mêmes inconvénients!

Tel opérateur vous fait endurer les plus cruelles souffrances, tandis que tel autre vous fait à peine mal! Nous attribuons une grande partie de nos succès, dans l'opération de la cataracte, aux précautions minutieuses avec lesquelles nous exécutons les manœuvres nécessaires dans un organe si délicat! et au soin avec lequel nous choisissons de très bons instruments : ce dernier point nous paraît de la plus haute importance! Avec ces précautions, les inflammations traumatiques ne peuvent plus dépendre que d'une disposition morbide du sujet, qui a tant d'intérêt à l'avouer, pour que l'opérateur soit sur ses gardes.

Nous n'avons donné ici qu'un nombre très limité d'observations de cataractes opérées, nous réservant de faire, dans un espace moins borné, des relations de cas plus nombreux et d'entrer dans de plus longs détails, projetant d'écrire pour le corps médical devant lequel nous voulons aujourd'hui seulement émettre notre manière de voir sur ces maladies, notre mode opératoire et notre profession de foi.

On ne peut décrire méthodiquement les maladies nombreuses qui attaquent les organes de la vue que dans un ouvrage de longue haleine. Dans ce but, nous réunissons des faits nombreux, et voici l'ordre que nous suivons, et sur lequel nous allons passer rapidement ici.

Procédant d'avant en arrière, nous examinerons d'abord les maladies des paupières, qui sont aussi nombreuses que variées. Les parties qui entrent dans la composition des voiles protecteurs du globe oculaire, peuvent être malades séparément ou simultanément. De là, les dénominations de *blépharite* pour exprimer en général une maladie des paupières; mais, selon la partie atteinte, on dira *blépharite* simple, *blépharite* glanduleuse, *blépharoptosis*, *orgeolet*, *grêlon*, *trichiasis*, *etc.*, *etc.*

La paupière inférieure est plus exposée que la supérieure à se renverser, en dehors et en dedans, et selon le cas *ectropion* ou *entropion*, maladies si souvent abandonnées à elles-mêmes et pourtant fort souvent assez faciles à guérir.

Après les paupières, vient la conjonctive, membrane séreuse pour quelques-uns, muqueuse pour d'autres, qui tire son nom de ce qu'elle réunit le globe de l'œil, aux deux voiles mobiles qui le protégent.

Elle est sujette à diverses affections et notamment à l'inflammation *conjectivite*: c'est ce que l'on appelle *ophthalmie*, maladie qui détermine parfois le *pannus* de la conjonctive ainsi que le *chémosis*.

Quelquefois aussi, on observe dans sa texture une dégénérescence particulière à laquelle on a donné le nom de *ptérygion*, maladie que l'on ne veut ordinairement guérir que par une opération et qui, jusqu'alors cependant, ne nous a jamais résisté, bien qu'il ne nous ait pas été nécessaire d'employer l'instrument tranchant.

Après les maladies de la conjonctive, il nous paraît naturel de nous occuper de celles des organes sécréteurs des larmes. La glande lacrymale peut être malade seule, et selon son état pathologique, les noms de dacryadenite, *squirre* de la glande lacrymale, etc.; si la glande lacrymale, comme toutes les parties qui composent notre organisation, peut devenir malade, certes, les canaux excréteurs des larmes sont plus souvent entrepris qu'elle, et leur oblitération doit occuper la première place. De là, les diverses maladies assez fréquentes, connues sous les noms d'*epiphora*, *dacryops*, *dacryocystite*, *fistule lacrymale*, *etc.*

Pour la cure de cette dernière maladie, le célèbre Dupuytren perfectionna un moyen employé, avant lui, par Richter. Ce moyen, grâce à l'habileté du savant professeur, a eu une vogue colossale, ce qui n'a pas empêché le plus grand nombre des oculistes de l'abandonner. Du reste, tous les élèves de Dupuytren savent, comme nous, que son grand génie le portait plus à chercher des secours dans la thérapeutique chirurgicale que dans la thérapeutique médicale.

Pour nous qui ne voulons employer la chirurgie que lorsqu'elle est absolument nécessaire et qu'elle promet des résultats avantageux, combien par cette manière d'agir n'avons-nous pas conservé d'yeux que l'on voulait impitoyablement et inutilement sacrifier à l'instrument tranchant!....

Les maladies de la cornée transparente sont beaucoup plus fréquentes et beaucoup plus graves que celles dont nous venons de parler. Elles ne doivent pas être soignées de la même manière, et chacune réclame un traitement spécial.

La kératite, traitée à son début, laisse rarement des traces, tandis que lorsqu'elle est négligée, arrivent les *ulcérations*, le *leucoma*, *l'albugo*, les *taies*, le *staphylome*, et, malheureusement seulement alors, l'oculiste est consulté.

La sclérotique, comme l'enveloppe la plus utile à l'œil, a été par la nature prévoyante, créée forte et moins maladive que les autres. Pourtant elle est susceptible d'inflammation sclérotite. Elle peut être blessée presque impunément. Aussi le *scléroticonyxis*, à cause de ce peu de sensibilité, est-il devenu le mode opératoire le plus en usage et le plus souvent couronné de succès.

Les maladies que nous venons d'énumérer succinctement forment la grande classe des *ophthalmies* externes. Maintenant, il nous reste à parler, mais toujours superficiellement, de celles qui constituent la classe des ophthalmies internes.

Ce sont les maladies du cristallin et de sa capsule, causes souvent de la cataracte.

L'iris est souvent atteint d'inflammation, *iritis ;* cette inflammation résultant souvent de coups portés sur l'œil ou sur les parties qui l'avoisinent, est quelquefois aussi la conséquence de l'opération de la cataracte, surtout par extraction. La procidence de l'iris, ou en avant vers la cornée, ou en arrière vers le cristallin et sa capsule, a reçu les noms de *synéchie* antérieure ou postérieure. L'inflammation de la choroïde, quoique rare séparément, peut quelquefois se rencontrer ; elle a reçu le nom de choroïdite.

Les maladies de la rétine et du nerf optique ont reçu le nom de *amblyopie conjestive* ou *torpide*, selon les symptômes qui les différencient, *amaurose sténique* ou *asténique.* Toutes les maladies des humeurs de l'œil et de leurs membranes sont comprises dans l'ophthalmie interne. L'inflammation du cristallin et de sa capsule porte les noms de *lentiie*, *capsulite*, selon que l'irritation siége ou dans le cristallin seulement, ou dans sa capsule. Les maladies nerveuses de l'œil suivront, et c'est alors enfin que nous terminerons par la myopie, la presbytie, etc.

Voulant seulement faire connaître ici notre méthode opératoire pour la cataracte, nous croyons inutile d'énumérer complètement les maladies si nombreuses et si variées de l'œil et de ses dépendances ; et, pour que notre premier travail ne dépasse pas des limites que nous nous sommes imposées, nous nous contenterons de rapporter quelques faits qui prouveront peut-être la nécessité d'une spécialité, dans laquelle, à cause de notre longue pratique, nous sommes en droit de nous dire expérimenté. Nous consacrerons enfin quelques lignes au strabisme et à la strabotomie dont les succès sont trop controversés pour qu'un oculiste, aujourd'hui, se taise sur ce chapitre.

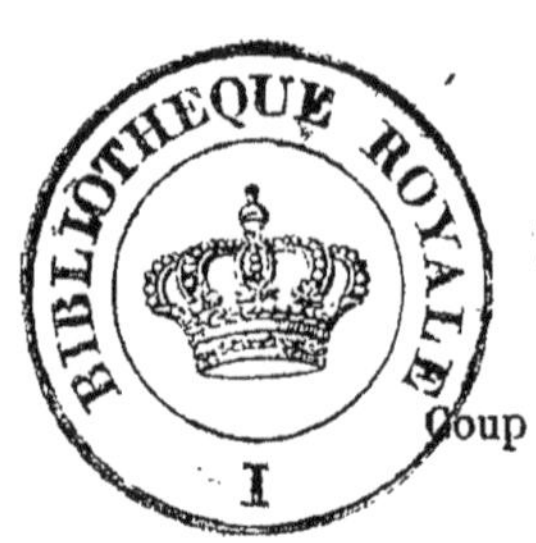

Première observation.

Coup de queue de vache sur les deux yeux.

M. Menard, du Vernay, nous amena sa petite fille qui, depuis plusieurs jours, était complètement privée de la vue, par suite du coup qu'elle avait reçu sur les yeux. La malade, âgée de 17 à 18 ans, occupée des soins du ménage chez son grand père, avait jusqu'alors joui d'une bonne santé. Elle se présente à nous atteinte d'une double ophthalmie des plus intenses. La photophobie existait à son plus haut degré, et ce n'est qu'avec les plus grandes précautions qu'il nous fut possible de faire l'examen du globe oculaire. La pupille était rétrécie, *la membrane du cristallin avait perdu de sa transparence;* enfin, tout annonçait une ophthalmie interne des plus graves et réclamant de prompts secours! (Tous les moyens employés avant nous, l'avaient été sans succès.) Pour juguler une cataracte commençante, un traitement énergique fut employé, et en douze jours la maladie fut arrêtée, grâce à l'assiduité de Mme Létot, de Bayeux, qui nous envoya exactement cette malade, comme nous l'avions demandé. Voilà, ce nous semble, une opération de cataracte épargnée.

Deuxième observation.

La femme Gilette, de Maisons, vient nous trouver, *après avoir consulté*, pour son œil gauche gravement malade. (Le droit, par une cause que nous avons oubliée, était perdu depuis douze à quinze ans.) La malade était dans une anxiété d'autant plus grande, qu'elle était à la veille de perdre le seul œil qui lui restât. Elle était donc tout éplorée! Mais nous ne partageâmes pas les craintes qu'on lui avait déjà suggérées, et rassuré par le bon état de santé de la femme Gilette, ne voyant chez elle qu'une kératite, nous osâmes à son grand étonnement lui promettre une prompte et complète guérison. Le calomel, l'onguent mercuriel belladonisé avec l'asotate d'argent, réunis à un traitement antiphlogistique et révulsif firent les frais de cette cure.

Nous voyons quelquefois notre malade sur le marché de Bayeux, vendant des fruits ou des légumes, et parfaitement contente de sa position. Si le premier œil eût été soigné comme le second, n'est-il pas probable qu'elle les aurait conservés tous les deux?...

Troisième observation.

Melle Lair, de Coulombs, nous fut présentée, atteinte, *depuis deux ans*, d'une ophthalmie pour laquelle elle recevait depuis lors les soins de deux médecins distingués. L'inspection de l'œil fut bien superficielle tant étaient grandes la photophobie et l'indocilité de la malade. Mais, malgré ce défaut de diagnostic, après deux consultations dans l'espace de dix jours environ, l'état des yeux s'améliora tellement que l'on négligea de nous faire voir une troisième fois la petite malade.

PTÉRYGION.

Cette maladie assez commune et souvent la conséquence d'une ophthalmie mal soignée, n'est guérie par quelques oculistes que par le secours d'une opération ; et souvent cependant, pour ne pas dire toujours, il est possible de la guérir sans avoir recours à l'instrument tranchant. C'est ici que l'on doit employer toutes ses ressources thérapeutiques. Cette maladie, sans compromettre l'œil aussi promptement que bien d'autres, finirait pourtant par obscurcir la cornée transparente et empêcher par là les rayons lumineux de pénétrer jusqu'à la rétine, *principiis obsta.*

Première observation.

Le fils Foret, charpentier à Ryes, vint nous consulter pour un ptérygion double, réclamant une opération qu'on lui avait conseillée comme indispensable. Après l'examen de la maladie, nous prîmes le parti de différer cette opération qui, d'après nos convictions, pouvait être remplacée avantageusement. Divers moyens furent donc prescrits ; et après un traitement de cinq à six semaines, les yeux de notre malade recouvrèrent leur état normal qu'ils n'ont jamais perdu depuis lors.

Deuxième observation.

La fille Degremont, de St-Gabriel, nous fut adressée pour un œil atteint de ptérygion ancien, et envahissant la moitié du cristal de l'œil. La vision était nulle, ou presque nulle, de ce côté. Les médecins de son canton avaient été consultés en vain, et après un traitement de dix-huit mois environ, elle vint nous trouver. Toute la médecine faite jusqu'alors devait être infructueuse, puisqu'elle n'attaquait pas la cause du mal. Après trois ou quatre semaines d'un traitement rationnel, l'œil fut guéri... Depuis nous l'avons vu nombre de fois, et rien n'annonce que la maladie doive récidiver.

Troisième observation.

Mme Tostain, rue St-Jean, à Bayeux, nous fit appeler pour une dilatation variqueuse des vaisseaux des yeux, maladie compliquée chez elle d'iritis. Nous trouvâmes la malade dans une chambre peu éclairée, et dont toutes les ouvertures étaient soigneusement fermées, pour avoir le moins de jour possible. Ennuyée de souffrir et de suivre un traitement qui ne lui procurait aucun soulagement, elle consentit, mais avec peine, à nous laisser examiner son œil et à suivre un traitement. A notre seconde visite, elle nous accabla d'éloges, tant elle éprouvait d'amélioration; et au bout d'un mois, à dater de notre première entrevue, la guérison fut complète!...

Dans les trois observations précédentes, un oculiste *voyageur* eût fait une opération inutile, puisque les malades n'auraient pas été guéris plus vite, tout en dépensant bien davantage!... Nous connaissons tel individu qui se croit bien heureux d'avoir trouvé un opérateur assez habile, qui, pour 600 francs, lui a ôté quelques veines de la conjonctive.

Cette réflexion nous entraîne naturellement à parler des maladies de cette membrane.

Comme membrane la plus externe du globe de l'œil, la conjonctive est la plus exposée à être malade. Aussi est-elle la plus fréquemment entreprise; exposée aux variations subites de l'atmosphère (en contact quelquefois avec des vapeurs irritantes) ou atteinte par des corps étrangers, toutes causes d'irritation. La muqueuse du globe oculaire doit souvent devenir malade. En effet, les médecins savent combien la conjonctivite est fréquente!

Les ophthalmies sont nombreuses et leurs variétés sont infinies. Elles portent différents noms, selon le siége de l'inflammation ; mais comme nous ne nous attachons aujourd'hui qu'à citer des faits', nous passons immédiatement aux observations.

Première observation.

Un cultivateur de la commuue de Gueron, vint nous trouver pour une ophthalmie des plus douloureuses, à laquelle il était en proie depuis quelques jours, et qui croissait d'une manière désespérante. Un bandage monocle était appliqué pour garantir l'œil des rayons lumineux et du contact de l'air. Le malade avait la sensation de corps étrangers dans l'œil ; symptôme accompagnant toujours une ophthalmie de quelque peu d'importance, et qui empêcha, sans doute, que l'inspection de l'œil fût faite avec tout le soin que l'on doit toujours y apporter. Bref, personne n'y avait rien vu... Cependant après un examen attentif, nous aperçûmes, entre les premières lames de la cornée, un petit point noir, dont nous soupçonnâmes sur-le-champ la nature et que nous regardâmes comme la cause des accidents pour lesquels le malade réclamait nos soins..... Armé d'une aiguille à cataracte, nous dégageâmes une petite parcelle de fer... *Causâ sublatâ tollitur effectus*. Quelques ablutions d'eau froide sur l'œil furent conseillées ; le malade est retourné chez lui et nous n'en avons pas entendu parler depuis.

Le malade n'étant pas forgeron, cette cause n'était pas présumable chez lui.

Deuxième observation.

Le nommé Mouton, menuisier, rue de la Cave à Bayeux, était en proie à une ophthalmie qui le faisait beaucoup souffrir.

Quoique les deux yeux fussent malades à la fois, un l'était cependant beaucoup plus que l'autre. Le malade se croyait condamné à devenir borgne pour le moins, son médecin lui ayant prodigué des soins infructueux. Il nous consulta, et après l'avoir rassuré, nous lui promîmes une guérison prompte et radicale, que nous obtînmes en quinze jours.

La conjonctivite scrofuleuse est une affection tellement fréquente, et d'observation si facile que nous craindrions de lasser la patience de nos lecteurs en rapportant des faits que tous les médecins ont très souvent l'occasion de constater; mais si la conjonctivite en général ne présente guère de difficultés à l'observation, il n'en est pas de même de la kératite, dont il faut nécessairement découvrir la cause pour la traiter victorieusement.

La kératite offre fréquemment une marche chronique. Elle paraît plus souvent attaquer les individus de constitution torpide que les individus irritables. Elle oppose beaucoup plus de résistance aux moyens curatifs que la conjonctivite et la sclérotite. Cependant le traitement de cette affection, entrepris en temps opportun, et suivi avec assiduité, donne des résultats, d'autant plus heureux, que la kératite abandonnée à elle-même occasionne toujours des altérations accompagnées de la privation de la vue. L'imprudence, la négligence causent souvent la plus grande partie des infirmités qui affligent l'espèce humaine. En voici une nouvelle preuve: aujourd'hui la kératite (grâce surtout aux professeurs Velpeau et Sichel) résiste rarement aux efforts de la nature convenablement secondée; mais malheureusement les malades ne réclament l'oculiste que lorsque la maladie est très ancienne et n'offre plus d'autres ressources que l'opération de la pupille artificielle; tandis que si, dans l'origine, la maladie eût été soignée avec persévérance par le médecin et le malade, on eût épargné une dépense considérable et une opération douloureuse et hasardeuse. Deux exemples seulement mettront à même de juger de l'utilité d'une médication énergique et soutenue.

Première observation.

La femme Castel, de Bazenville, vint nous consulter pour une kératite chronique, contre laquelle elle avait inutilement épuisé toutes les ressources médicales du canton... La santé de cette malade était complètement détraquée par le traitement intempestif qui avait été conseillé ; et ce ne fut pas sans crainte que nous nous chargeâmes de la soigner. Cependant, ses sollicitations et le désir de la soulager nous déterminèrent à lui faire une prescription. La maladie a été rebelle, et pourtant, au bout de deux mois de traitement nous en avons triomphé !

Deuxième observation.

Mme De Lamarre, place au Bois, à Bayeux, était depuis longtemps affectée d'une kératite pour laquelle elle réclama nos soins. Cette kératite avait tous les caractères de l'ophthalmie arthritique. La malade éprouvait des douleurs atroces, photophobie, larmoiement très intense, injection variqueuse de la conjonctive et de la sclérotique, cercle arthritique, d'un à deux millimètres de largeur, qui entoure la cornée, glaucôme commençant... Notre pronostic peu rassurant, notre traitement difficile et contrariant le régime habituel de notre malade, et beaucoup plus encore la grande confiance, bien méritée du reste, qu'elle accordait à son médecin qui, sous tous les rapports, devait lui en inspirer plus que nous, l'empêchèrent de continuer de nous consulter.

Mme De Lamarre a dû devenir aveugle!... Elle est aveugle nous le savons. Maintenant que reste-t-il à faire?... Une opération! En conscience, elle ne doit plus être tentée, car elle ne peut réussir; et tous les médecins savent cependant que nombre de fois l'oculiste voyageur ayant moins de précautions à prendre que celui qui vit, pour ainsi dire, au milieu de ses malades, risque plus souvent et plus impunément une opération douteuse que ce dernier! Nous voudrions pourtant qu'en cas de cécité complète, l'homme de l'art oubliât sa réputation et ne songeât qu'à son malade, dont la position ne peut s'aggraver. Il est aveugle!... On l'opère; il reste aveugle! Que perd-il? rien, son état restant le même!... Mais alors il ne faudrait pas que l'on fit payer une opération infructueuse; et l'on doit, en conscience, avertir son malade, et lui donner des preuves d'un désintéressement que tout le monde saurait apprécier!

Il est pourtant des cas douteux, dans lesquels on peut être agréablement trompé. Alors, la timidité, la retenue blâmables d'un opérateur eûssent condamné, pour toujours, à la cécité le malade qui par les bienfaits d'une opération hardie eût recouvré la lumière!... L'homme ne visant qu'à l'argent opère tout; tandis que l'homme consciencieux sait mettre de côté les cas désespérés, et n'opérer dans cette catégorie qu'avec des conditions bien précises et toujours avantageuses pour le malade... En un mot, les honoraires doivent être proportionnés au service rendu!... Telle est notre profession de foi!... Nous espérons que chacun saura l'apprécier!

Souvent les malades condamnés à une cécité perpétuelle vous forcent, pour ainsi dire, à les opérer; mais si l'opérateur, entrevoyant la plus petite chance de succès, croit devoir se laisser gagner, où doivent se faire de pareilles opérations? Dans un hôpital et partout où il en coûtera peu au malheureux malade qui déjà verra si cruellement déçues les espérances que, stimulé par un vil intérêt, on aurait pu lui faire concevoir !

Tous les médecins savent que beaucoup d'opérations ont été faites uniquement dans un but que l'on ne peut trop flétrir, celui de gagner de l'argent... Oh ! gagner, nous nous exprimons mal, et nous devrions employer un autre terme qui, à la vérité, répugne trop à notre plume...

STRABISME (στραβισμος, strabisme), *vue de travers, yeux louches.*

Le strabisme consiste dans le défaut de concordance des axes visuels ; ce défaut peut dépendre de causes bien variées ; les plus communes sont les suivantes : une mauvaise éducation des yeux. En effet, combien de strabismes sont dûs à la mauvaise habitude qu'ont les bonnes d'enfants de leur tenir des joujoux trop rapprochés des yeux !

Une autre cause est le défaut d'équilibre entre la puissance des muscles, défaut d'équilibre souvent dû à un état d'atonie de l'un ou de plusieurs d'entr'eux. Alors la force étant inégalement répartie entre des antagonistes, l'œil est dévié de sa position naturelle, le malade louche.

La paralysie d'une partie de la rétine occasionne quelquefois le strabisme qui, souvent aussi, a lieu par suite d'inégalité de force dans les deux yeux. Cette dernière cause a été regardée par Buffon comme la plus ordinaire du strabisme ; et si l'on veut se convaincre qu'il a trouvé la cause la plus commune de cette maladie, il suffit pour cela d'interroger quelques personnes atteintes de cette incommodité. Toujours elles répondront que l'œil dont elles voient le moins bien, est celui dont elles louchent.

En médecine comme en toute autre chose, la mode a son influence! La myotomie, pour la guérison du strabisme, reçut généralement bon accueil. Tout le monde en voulut, il n'était plus permis de loucher; mais quelle cruelle déception pour les opérés et pour l'opérateur, auquel ils se représentent quelque temps après l'opération; car c'est alors que les malades ne peuvent s'empêcher de regarder de travers!....

Dans les premiers moments, l'opéré et l'opérateur sont contents. En effet, l'opération réussit bien, mais pour quelque temps seulement; ce qu'il est facile d'expliquer.

Si, par exemple, on fait la section du muscle adducteur de l'œil dans le strabisme convergent, le muscle antagoniste, l'abducteur peut conserver assez de force pour ramener l'œil dans sa position naturelle et donner un moment de plaisir au patient et à son médecin; mais lorsque, quelques précautions que l'on ait prises, le muscle dont on aura fait la section, aura formé de nouvelles adhérences, il reprendra la supériorité sur son antagoniste; et le malade louchera plus que jamais. Si ces adhérences n'avaient pas lieu, le malade serait affecté de strabisme convergent, le muscle abducteur n'ayant plus d'antagoniste.

Si le strabisme est occasionné par une paralysie d'un muscle de l'œil, à quoi servira l'opération? à rien! S'il est dû à un état pathologique de la rétine, la paralysie, par exemple, l'opération détruira complètement le reste de service qu'aurait pu rendre encore un organe malade, s'il eût été convenablement soigné. Du reste, l'opération du strabisme a aujourd'hui perdu partie de sa vogue, et les plus chauds strabotomistes savent maintenant à quoi s'en tenir!

Aucun médecin n'ignore qu'une irritation cérébrale, une

dentition difficile peuvent occasionner le strabisme. Il en est de même de l'imitation.

Nous avons connu beaucoup de cas de strabotomie ; jamais nous n'avons vu obtenir un succès complet, et l'on sait que nous nous sommes bien gardé de proposer à nos malades une opération qui, d'après nos convictions, doit échouer forcément tant qu'on n'aura pas trouvé pour l'œil un appareil *contentif*. La myotomie oculaire réussira parfaitement lorsque ce moyen sera découvert, pour venir en aide à l'opérateur et empêcher l'œil de se porter tantôt à droite ou à gauche, tantôt en haut ou en bas..... Sans cela, la strabotomie oculaire ne comptera que des revers!....

Le strabisme est pourtant susceptible de guérison. Bien que nous ne soyons pas partisan de l'opération, que nous ne l'ayons jamais été, nous avons cependant guéri des louches. Fidèle à notre maxime, *primò non nocere*. Nous nous réservons d'indiquer plus tard les moyens que l'on doit employer pour arriver à la guérison du strabisme sans opération aucune.

Dans l'intérêt de la science et des malades, il serait à désirer que chaque médecin eût sa spécialité ; mais, tout en faisant connaître la nôtre, nous savons que la chose n'est possible que dans les très grandes villes, et lorsqu'on jouit, pour ainsi dire, d'une réputation européenne.

Alors, voulant nous rendre aussi utile que possible, nous avons pris la résolution d'établir un cabinet de consultation à Bayeux, chez M. Achard-Morel, au Grand-Hôtel, rue Saint-Jean, où l'on nous trouvera tous les samedis, depuis dix heures du matin, jusqu'à quatre du soir. Là, les pauvres affectés de cataracte et d'autres maladies oculaires graves seront opérés et soignés gratuitement par nous.

Messieurs les maires et Messieurs les curés sont instamment

priés de nous envoyer leurs malades pauvres, qui seront toujours bien accueillis par nous, et qui, munis d'un certificat d'indigence, recevront de notre part des soins gratuits et tout fraternels.

Les personnes qui voudraient se faire opérer ou soigner chez elles, peuvent écrire *à M. Guernier, à Ryes*, qui toujours se rendra à leur invitation.

GUERNIER,

Médecin de la faculté de Paris, Bachelier ès lettres et ès sciences, Chirurgien-Oculiste à Ryes, près Bayeux.

www.ingramcontent.com/pod-product-compliance
Ingram Content Group UK Ltd.
Pitfield, Milton Keynes, MK11 3LW, UK
UKHW020447220726
13923UKWH00005B/2391

9 782019 267643